RÉSUMÉ

DE

L'HYGIÈNE

PARIS

LIBRAIRIE HACHETTE ET Cⁱᵉ

79, BOULEVARD SAINT-GERMAIN, 79

RÉSUMÉ DU COURS D'HYGIÈNE

DES PETITES CLASSES ÉLÉMENTAIRES

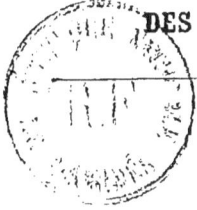

I

Quand tu es malade, ne dis pas : « Le mal est venu tout seul. »

Le mal ne vient jamais tout seul.

Les trois quarts du temps, c'est ta faute si tu es malade.

Tu as fait quelque imprudence que tu aurais très bien pu éviter.

Dieu t'a fait présent d'une longue vie. C'est à toi de ne pas la faire courte, par négligence ou par ignorance.

Te soigner quand tu es malade, c'est très bien. Mais c'est mieux de te soigner quand tu es bien portant.

Il est bien plus facile d'empêcher la maladie d'entrer que de la chasser une fois installée.

La maladie entre par une porte cochère : elle sort par un trou d'aiguille.

c

II

L'air est l'aliment de ta vie. S'il te manquait un instant, tu mourrais.

Tu peux bien te passer deux jours de manger. Mais essaie de te passer deux minutes de respirer : c'est impossible.

L'air, c'est comme un pain que tu respires, au lieu de le manger.

Mange-t-on du pain sale et gâté? — Non. Eh bien ! il ne faut pas non plus respirer un air impur, infect.

Mangerais-tu du pain qu'un autre aurait déjà mâché? — Non. Eh bien ! tu ne dois pas davantage respirer un air qui a déjà servi à la respiration de quelqu'un.

Il te faut toujours de l'air neuf et pur.

L'air que tu respires doit être propre comme le pain que tu manges.

L'air souillé, comme le pain gâté, te ferait mourir.

III

Le bon pain blanc coûte cher : le pauvre n'en mange pas tous les jours.

Mais le bon air pur ne coûte rien. Dieu te le donne gratis.

Ouvre-lui ta fenêtre : c'est la santé qui entrera.

Chaque matin, en te levant, ouvre toute grande la fenêtre de ta chambre, pour laisser partir l'air que tu as respiré pendant la nuit et laisser entrer l'air vif du dehors.

Tu ne voudrais pas te baigner dans une eau puante et corrompue ? Eh bien ! tâche de ne pas vivre dans un air corrompu et puant.

Là où l'air n'entre pas, c'est la mort qui entre.

IV

Quand tu es à table, ne fais pas le difficile, ne fais pas le dégoûté.

Prends l'habitude de manger de tout ce que l'on mange. S'il y a des plats que tu n'aimes guère, fais-toi violence. Au bout de peu de jours, tu ne te souviendras plus de ne pas les avoir aimés.

Ne mange point à la hâte. Mets-y tout le temps.

Surtout, mâche avec soin.

N'avale pas une bouchée avant de l'avoir réduite en bouillie.

Avaler sans mâcher est le fait d'un sot : tes dents sont dans ta bouche et non point dans ton estomac.

Cesse de manger dès que tu n'as plus faim.

V

Ne mange pas entre les repas. Ton estomac a bien assez de travail au déjeuner, au dîner, au souper.

Il a besoin de se reposer dans l'intervalle : laisse-le tranquille. Il ne peut travailler sans cesse.

Surtout ne mange pas de fruits verts. Si tu les aimes, ton estomac ne les aime pas : ils le rendent malade.

Ne mange que des fruits bien mûrs, bien sucrés, bien dorés par le soleil.

Ne t'amuse jamais à avaler les noyaux.

J'ai vu mourir un petit enfant qui avait avalé un noyau de pêche.

Le noyau avait fait un trou à son estomac, et le pauvre petit mourut dans d'affreuses souffrances.

VI

Ne mange jamais que les fruits que tu connais bien, que tu as vus cent fois : les cerises, les pêches, les prunes, les noix, les fraises, etc.

Mais quand tu aperçois un fruit que tu n'es pas sûr de reconnaître, n'y touche pas. C'est peut-être du poison.

Dans les buissons, parmi les pierres, il t'arrivera peut-être de voir de jolis fruits rouges ou noirs qui ressemblent à des cerises et qui ont l'air bien bons à manger.

N'y touche pas. C'est un poison violent.

J'ai connu deux beaux petits enfants de ton âge, le frère et la sœur, qui sont morts en quelques heures, pour avoir cueilli et mangé de ces fausses cerises.

Rappelle-toi que les cerises ne poussent que sur de grands arbres, les cerisiers, et non pas sur de petits arbustes moins hauts que toi.

VII

En été, quand le soleil est brûlant, défie-toi de l'eau des sources glacées et des frais ruisseaux. Elle est délicieuse, mais elle peut te faire mourir.

Ne bois jamais d'eau fraîche quand tu es en sueur. Attends, pour te désaltérer, que ta sueur soit séchée, et même alors, ne bois pas plus d'un verre d'eau.

Entre tes repas, bois le moins possible : si tu le peux, ne bois pas du tout.

A table, ne vide pas ton verre d'un trait. Bois posément, par petites gorgées.

Ne bois pas de vin pur.

Ne demande jamais à boire du café, des liqueurs : ces choses ne sont pas bonnes pour un petit enfant.

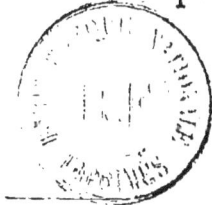

VIII

Quand tu es en sueur, ne t'expose pas au vent, ni à la pluie : tu risquerais de tomber gravement malade et de mourir.

Mets-toi à l'abri jusqu'à ce que tu aies cessé de transpirer.

Quand tu rentres à la maison, si tes vêtements sont mouillés par la pluie, ne perds pas de temps, cours les changer contre des vêtements secs. Tu éviteras ainsi de terribles maladies.

Quand tes chaussures sont mouillées, dès que tu es de retour à la maison, ôte-les et mets-en de sèches.

Ne reste jamais tête nue au grand soleil.

IX

Pour être bien portant, il faut être propre. Si tu tiens à ta peau, nettoie-la.

Le matin, à ton lever, lave-toi la tête, le cou, les bras, la poitrine. Fais-y ruisseler l'eau froide.

Ne crains pas l'eau froide.

D'abord c'est honteux, pour un enfant robuste, d'avoir peur de l'eau.

Ensuite, c'est une sottise. L'eau froide est ta meilleure amie : elle te donnera des joues roses, des bras vigoureux, une forte poitrine.

Elle fera de toi un vaillant petit homme.

Aime l'eau froide, si tu aimes la santé.

L'eau froide et l'air pur sont les deux meilleurs médecins.

X

N'imite pas les enfants peureux, sots et sales, qui se lavent du bout des doigts, en trempant dans leur cuvette le coin de leur serviette.

Toi qui veux être courageux et fort, plonge ta tête dans la cuvette, même au plus fort de l'hiver.

Nettoie avec soin tes yeux, tes oreilles, ton cou.

Fais couler rapidement un peu d'eau sur tes épaules, tes bras et ta poitrine. Essuie-toi vivement et habille-toi sans flâner, pour ne pas t'enrhumer.

Puis lave et savonne tes mains et tes pieds.

Les pieds ont autant que les mains besoin d'être lavés tous les jours.

Ne manque pas un seul matin de le faire.

XI

Chaque matin, brosse tes dents.

Si tu tiens à conserver tes belles dents blanches, qui croquent si bien les pommes, brosse-les chaque matin.

Si tu ne veux pas souffrir cruellement des dents, les voir se noircir, puis se gâter, si tu ne veux pas être édenté comme un vieillard, brosse-les chaque matin.

Une brosse à dents te coûtera dix sous. Tu en trouveras au bazar de la ville. Consacre à cet achat tes premières économies.

Une fois par semaine, savonne-toi la tête et lave-la à grande eau.

C'est le bon moyen de garder longtemps tes beaux cheveux et de ne pas devenir chauve avant d'être vieux.

C'est aussi le bon moyen de ne pas attraper cette maladie repoussante qu'on nomme la teigne.

XII

En été, quand il fait bien chaud, tu aimes à te baigner dans la rivière.

Tu as raison. C'est une bonne chose.

Mais apprends à nager. Ne perds pas ton temps à barboter comme un canard. Demande à un camarade plus âgé de t'apprendre à nager et fais effort jusqu'à ce que tu le saches.

Ne te baigne jamais en sortant de table.

Se baigner quand on vient de manger est une folie. C'est vouloir se tuer. Laisse s'écouler au moins deux heures entre ton repas et ton bain.

Sors de l'eau dès que tu sens le froid te gagner et tes dents claquer.

Habille-toi rapidement pour ne pas prendre froid.

Si tu te sens frissonner, mets-toi à courir. La course te réchauffera.

XIII

Il ne suffit pas que ta peau soit propre. Il faut aussi que tes vêtements le soient.

Si tes vêtements sont sales, poudreux, s'ils sont imprégnés de crasse, de sueur, de fumier ou de boue, ils salissent l'air qui entre dans ta poitrine.

Ils infectent la chambre où tu couches, la maison où tu vis, la classe où tu étudies.

Tâche de ne pas les salir. Si tu les as salis, brosse-les, nettoie-les de ton mieux.

Un enfant dont le visage et les mains sont bien lavés et les habits bien brossés fait plaisir à voir.

Même s'il n'est pas riche, même si ses vêtements sont rapiécés, il a l'air comme il faut, et on aime à le regarder.

XIV

Que tout soit propre autour de toi.

Ta chambre d'abord. Ne la salis pas. N'y entre pas avec des souliers poudreux, avec des sabots boueux.

Laisses-en les fenêtres ouvertes. Balayes-en le plancher. Nettoies-en les vitres.

Qu'elle ait bon air et bonne odeur.

Ne salis pas non plus la maison de tes parents. Aide-les plutôt à la tenir propre. Apprends-leur à l'aérer.

Quand tu vas aux latrines, prends soin de ne rien salir, de sorte que si quelqu'un y va après toi, il ne soit pas dégoûté.

N'en sors pas sans les avoir nettoyées en y jetant un peu d'eau.

Fermes-en la porte exactement, pour empêcher l'odeur de se répandre dans la maison.

———

XV

Quand tu es devant ton pupitre et que tu écris, ne te penche pas en avant, ne te couche pas sur ton papier, à moins que tu aies envie de devenir bossu, contrefait et myope.

Tiens-toi d'aplomb sur ta chaise, la tête droite, les épaules effacées, les coudes au corps.

Rappelle-toi ceci :

Il faut écrire le corps droit, sur du papier droit, d'une écriture droite.

Si tu observes cette règle, tu resteras un petit enfant droit et bien fait. Si tu la négliges, tes épaules s'arrondiront, ton dos se voûtera, ta poitrine se creusera, tes yeux ne verront plus clair : tu seras laid et malade.

XVI

Petit enfant, tu t'imaginais que pour se bien porter il n'y a rien à faire qu'à se croiser les bras.

A présent, tu sais le contraire.

Pour se bien porter, il faut être attentif et prudent.

Plus tard, on t'apprendra bien d'autres secrets très précieux pour conserver la santé.

En attendant, retiens bien ceci :

C'est toi qui es, le plus souvent, le maître de ta santé.

Tu peux rester bien portant, si tu écoutes les avis de tes parents et de tes maîtres.

Tu peux te rendre malade et te tuer, si tu es un enfant imprudent et négligent.

A toi de choisir entre la maladie et la santé.

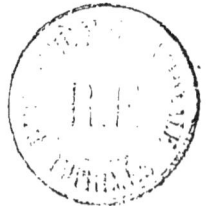

Imprimeries réunies, A, rue Mignon, 2, Paris,

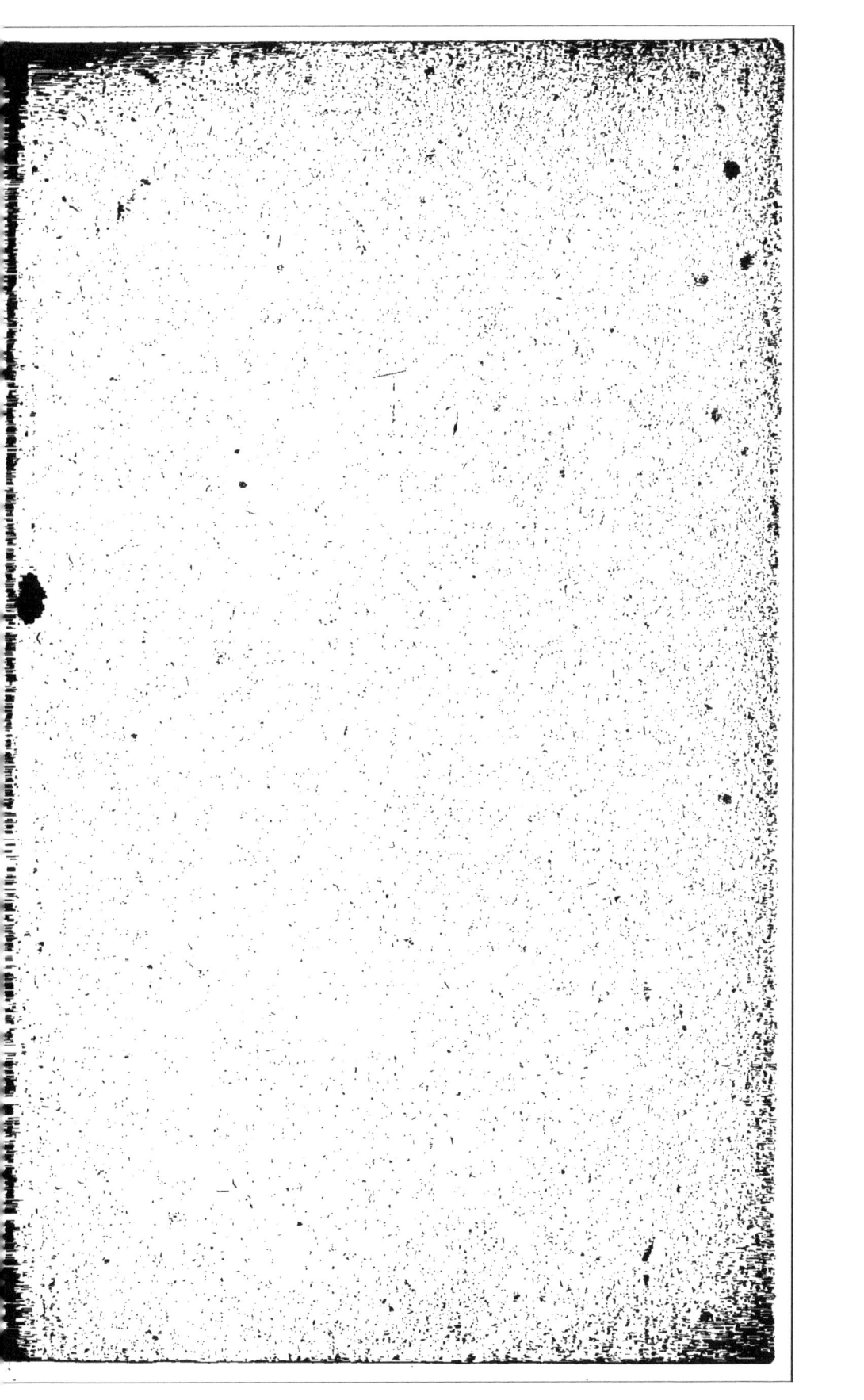

NOUVEAU COURS D'INSTRUCTION PRIMAIRE

RÉDIGÉ CONFORMÉMENT
AUX PROGRAMMES DU 27 JUILLET 1882

LANGUE FRANÇAISE

———HET, lauréat de l'Académie française, et **DUSSOUCHET**, agrégé de grammaire, professeur au lycée Henri IV : **——— DE GRAMMAIRE FRANÇAISE**, fondé sur l'histoire de la langue : Théorie et exercices. 6 vol. in-16, cartonnés : —
Cours élémentaire.
  Livre de l'élève. 1 vol. . . . . . 60 c.
  Livre du maître. 1 vol.
Cours moyen.
  Livre de l'élève. 1 vol. . . . . 1 fr. 25
  Livre du maître. 1 vol.
Cours supérieur.
  Livre de l'élève. 1 vol. . . . 1 fr. 50
  Livre du maître. 1 vol. . . . . . 2 fr.
LITTRÉ et **BEAUJEAN** : PETIT DICTIONNAIRE UNIVERSEL. 1 vol. in-16, cart. 3 fr.

HISTOIRE

DUCOUDRAY, professeur à l'École normale primaire de la Seine, agrégé d'histoire :
COURS D'HISTOIRE. 3 vol. in-16, cartonnés :
Cours élémentaire. Récits et entretiens sur notre histoire nationale, jusqu'à la guerre de Cent ans (1328), avec un complément jusqu'à nos jours. 60 c.
Cours moyen. Histoire élémentaire de la France, de 1328 à nos jours, avec un résumé depuis l'origine. 1 vol. 1 fr.
Cours supérieur. Notions d'histoire générale et révision de l'histoire de France. 1 vol. . . . . . . 1 fr. 50

GÉOGRAPHIE

LEMONNIER, professeur au lycée Louis-le-Grand, et **SCHRADER** : ÉLÉMENTS DE GÉOGRAPHIE. 3 vol. in-4, cartonnés :
Cours élémentaire. 1 vol. avec 33 cartes et 61 gravures. . . . . 1 fr.
Cours moyen. Géographie de la France et de ses colonies. 1 vol. . . 1 fr. 60
Cours supérieur. Géographie des cinq parties du monde. Révision et développement de la Géographie de la France. 1 vol. avec 44 cartes et 48 gravures. . . . . 2 fr. 40

INSTRUCTION CIVIQUE
DROIT USUEL
NOTIONS D'ÉCONOMIE POLITIQUE

MABILLEAU, professeur à la Faculté des lettres de Toulouse, chargé de l'enseignement moral et civique aux instituteurs de la Haute-Garonne, lauréat de l'Institut : ——— INSTRUCTION CIVIQUE. 1 vol. ———
Cours ——— moyen. 1 vol. 60 c.
Cours ——— . . . . 1 fr. 50

MABILLEAU : COURS ——— MORALE. 2 vol.
——— ——— tonnés.
——— élémentaire et moyen. 1 vol. 60 c.
Cours supérieur. 1 vol.

AGRICULTURE ET HORTICULTURE

BARRAL, secrétaire perpétuel ——— Société nationale d'agriculture, **SAGNIER** : COURS D'AGRICULTURE D'HORTICULTURE. 3 vol. in-16, cartonnés :
Cours élémentaire. 1 vol. . . . .
Cours moyen. 1 vol.
Cours supérieur. 1 vol. . . .

ARITHMÉTIQUE ET GÉOMÉTRIE

VINTEJOUX, professeur au ——— Louis, membre du Conseil de l'Instruction publique : ——— D'ARITHMÉTIQUE ET DE GÉOMÉTRIE. in-16, cartonnés :
Cours élémentaire. 1 vol.
Cours moyen. 1 vol.
Cours supérieur. 1 vol. . . . .

Chaque cours comprend l'Arithmétique et la Géométrie réunies dans un volume.

MAIRE, instituteur à Paris : ARITHMÉTIQUE ÉLÉMENTAIRE. 3 vol. in-16 :
Cours élémentaire. 1 vol. . . .
Cours moyen. 1 vol. . . . . . .
Cours supérieur. 1 vol.

LECTURE ET ÉCRITURE

RÉGIMBEAU, ancien instituteur du matériel des écoles ——— de Paris : SYLLABAIRE. 1 vol. ——— 96 pages, avec 33 gravures, cart. ———
— PREMIERS EXERCICES D'ÉCRITURE-ORTHOGRAPHE, adaptés à l'——— de la lecture. 1 vol. in-16, cart.

MANOURY : MÉTHODE D'ÉCRITURE ——— des procédés du calque et de ——— 42 cahiers gradués in-4, cartonnés.
Prix des cahiers numéros 1 à 9 (———). Chaque cahier. . . .
Prix des cahiers numéros 10 ——— numéro 12 (Bâtarde et ———). Chaque cahier. . . . .

SCIENCES PHYSIQUES
ET NATURELLES

SAFFRAY (D^r) : ——— SCIENCES PHYSIQUES ——— 6 vol. in-16, cartonnés :
Cours élémentaire.
  Livre de l'élève. ———
  Livre du maître. 1 ———
Cours moyen.
  Livre de l'élève. 1 ———
  Livre du maître. ———
Cours supérieur.
  Livre de l'élève. ———
  Livre du maître. 1 vol.

Imprimeries réunies, A, rue Mignon, à Paris.

www.ingramcontent.com/pod-product-compliance
Lightning Source LLC
Chambersburg PA
CBHW050458210326
41520CB00019B/6271